ÉTUDES

SUR LE LAIT NATUREL

ET LES

LAITS MÉDICAMENTEUX

Par le Dʳ ADRIEN SICARD

OFFICIER D'ACADÉMIE,
OFFICIER DE L'ORDRE ROYAL DE FRANÇOIS Iᵉʳ DES DEUX SICILES
ET DU NICHANI-IFTIKAR DE TUNIS (EN DIAMANT)
PRÉSIDENT DE LA SOCIÉTÉ NATIONALE DE MÉDECINE DE MARSEILLE
VICE-PRÉSIDENT ET LAURÉAT DE LA SOCIÉTÉ
DÉPARTEMENTALE D'AGRICULTURE DES BOUCHES-DU-RHONE
LAURÉAT DE L'EXPOSITION UNIVERSELLE DE PARIS 1867
ET DES CONCOURS RÉGIONAUX, SECRÉTAIRE PERPÉTUEL ET LAURÉAT
DE LA SOCIÉTÉ DE STATISTIQUE DE MARSEILLE,
MEMBRE ET LAURÉAT DE LA SOCIÉTÉ NATIONALE D'ACCLIMATATION
DE FRANCE ET DE PLUSIEURS
SOCIÉTÉS SAVANTES FRANÇAISES ET ÉTRANGÈRES

MARSEILLE
LIBRAIRIE CLASSIQUE ET UNIVERSELLE
CHARLES BÉRARD 22, Rue Noailles

1886

ÉTUDES

SUR LE LAIT NATUREL

ET LES

LAITS MÉDICAMENTEUX

Par le Dr ADRIEN SICARD

OFFICIER D'ACADÉMIE,
OFFICIER DE L'ORDRE ROYAL DE FRANÇOIS Ier DES DEUX SICILES
ET DU NICHANI-IFTIKAR DE TUNIS (EN DIAMANT)
PRÉSIDENT DE LA SOCIÉTÉ NATIONALE DE MÉDECINE DE MARSEILLE
VICE-PRÉSIDENT ET LAURÉAT DE LA SOCIÉTÉ
DÉPARTEMENTALE D'AGRICULTURE DES BOUCHES-DU-RHONE
LAURÉAT DE L'EXPOSITION UNIVERSELLE DE PARIS 1867
ET DES CONCOURS RÉGIONAUX, SECRÉTAIRE PERPÉTUEL ET LAURÉAT
DE LA SOCIÉTÉ DE STATISTIQUE DE MARSEILLE,
MEMBRE ET LAURÉAT DE LA SOCIÉTÉ NATIONALE D'ACCLIMATATION
DE FRANCE ET DE PLUSIEURS
SOCIÉTÉS SAVANTES FRANÇAISES ET ÉTRANGÈRES

MARSEILLE
LIBRAIRIE CLASSIQUE ET UNIVERSELLE
CHARLES BÉRARD 22, Rue Noailles

—

1886

ÉTUDES

SUR LE LAIT NATUREL

ET LES

LAITS MÉDICAMENTEUX

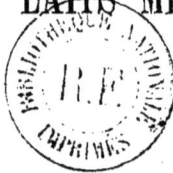

> Je suis chiffonnier, avec un crochet
> et une hotte sur le dos ; je parcours le
> domaine de la Science et je ramasse
> tout ce que je trouve.
>
> MAGENDIE

———oo⦂⦂oo———

Les différentes communications que nous avons faites aux
Sociétés de Médecine de Marseille, qui ont été insérées dans
les journaux médicaux de notre ville, nous ont attiré de
nombreuses demandes de renseignements.

Ne pouvant répondre à tout le monde, nous nous décidons
à publier cette brochure, donnant des détails, qui, nous
osons l'espérer, seront utiles non-seulement à nos confrères
mais encore au public, celui-ci comprendra combien la
question des laits véritables pour enfants et malades et celle
des laits médicamenteux doit être étudiée pratiquement.

Nous souhaitons que la laiterie des familles, située à
Sainte-Marthe, banlieue de Marseille, et dirigée par
M. Bonhomme, berger–éleveur, prenne l'extension qu'elle
mérite.

Les travaux exécutés pratiquement dans cette bergerie
prouvent que M. le professeur Sanson a eu raison de dire

que : « Chez les bovidès la gestation hâtive, qui favorise manifestement l'aptitude laitière, ne nuit en rien au développement des mères, d'après les observations déjà anciennes de l'école de Grignon.

La fécondation des génisses, peu après l'âge d'un an, est de pratique courante dans les pays de grande production et, au lieu d'imiter les éleveurs qui préfèrent retarder la première gestation, il est plus pratique de faire naître le premier veau avant l'expiration de la deuxième année de la jeune mère. »

En visitant la laiterie des familles, l'on pourra se rendre compte de la véracité des allégations du profeseur Sanson, l'on y verra des génisses et des taureaux qui, quoique très-jeunes, sont de toute beauté, donnant des produits de plus en plus remarquables sous tous les points de vue, mais pour obtenir ces résultats, il faut que l'éleveur ait des connaissances spéciales sur les nourritures utiles aux vaches et adaptées à leur tempérament.

Nul n'a entrepris avec succès dans le département des Bouches-du-Rhône, l'élevage fructueux des bêtes à corne, parce que l'on n'a pas su tirer parti de notre sol et de ses produits; il nous est démontré par les études pratiques que nous avons faites avec M. Bonhomme, que : non-seulement l'élevage des bêtes à corne est avantageux, mais encore qu'il est parfaitement rémunérateur lorsqu'il est fait par un véritable berger-éleveur.

Il était tout naturel, après avoir étudié les vaches sous tous les points de vue, et être parvenu à l'unification des laits produits dans une grande bergerie, d'entreprendre la production des laits médicinaux de toute sorte, non en suivant certains procédés qui détériorent les animaux, leur produit et leur lait, mais en améliorant d'abord les vaches laitières et leur donnant des moyens pratiques d'absorber les médicaments de telle façon qu'ils soient complètement transmis dans le lait et non évacués par le résidu des digestions. car il est indispensable que le globulé du lait lui-même contienne le médicament, c'est la seule manière pratique d'obtenir de véritables laits médicinaux qui s'assimilent parfaitement aux organes sans fatiguer les malades.

D'Alembert écrit que : « la nature forme les hommes de génie comme elle forme au sein de la terre les métaux précieux, bruts, informes, pleins d'alliage et de matières étrangères, l'art ne fait pour le génie que ce qu'il fait pour ces métaux ; il n'ajoute rien à leur substance ; il les dégage de ce qu'ils ont d'étranger et découvre l'ouvrage de la nature. »

C'est ce principe que nous avons appliqué à l'étude du lait, car nous sommes persuadé, comme écrivait Fontenelle, en 1743, que : « nous sommes dans un siècle où les vues commencent sensiblement à s'étendre de tout côté. Tout ce qui peut être pensé ne l'a pas été encore. L'immense avenir nous garde des événement que nous ne croirions pas aujourd'hui, si quelqu'un pouvait les prédire. »

Nous partagerons nos études en deux parties ; dans la première nous parlerons du lait naturel tel que l'on doit l'obtenir pour l'élevage des enfants au biberon et la guérison des maladies qui réclament son emploi, citons en première ligne les diarrhées chroniques dites de Cochinchine.

Nous consacrerons la fin de cette exquisse aux laits médicamenteux, heureux si nous parvenons à prouver, comme le dit Jacques Bertin, que « la confiance est une plante qui croit lentement, mais lors qu'elle a commencé à croître elle est extrêmement vivace. »

I

Études sur le lait naturel.

Depuis la fondation du Comité médical des Bouches-du-Rhône, nous venons rendre compte à la Commission scientifique de nos études sur le lait en général, tel est encore le but de cette communication.

Persuadé que le lait, considéré sous tous les points de vue, est la base de l'alimentation de l'homme, nous nous sommes efforcé d'éclairer cette question qui intéresse, non seulement l'enfance, mais encore tous les malades qui peuvent trouver dans cet aliment le remède à beaucoup de maux.

Nous avons étudié dans les précédentes communications, le lait de chèvres et autres animaux lactifères, au point de vue de l'alimentation qu'il convient de donner à ces ruminants, mais il nous restait encore à faire des études sur le lait de vache.

La vache, cet animal qui est si bien doué au point de vue lactifère, que l'on fait sortir de ses mamelles, selon l'alimentation qu'on lui donne et les conditions dans lesquelles on la place, toute sorte de liquides qui, même provenant du pis de la génisse, sont loin d'avoir les qualités du lait.

Il se présentait une difficulté pour faire en grand des études sur le sujet qui nous occupe, car, il fallait être sûr du berger et des animaux soumis à l'étude ; savoir quels étaient parmi ceux-ci, les races les meilleures, soit au point de vue du rendement en lait, soit au point de vue du maintient de leur santé dans le département des Bouches-du-Rhône ; le médecin devait donc être, dans cette circonstance, agronome, praticien, et sûr d'être obéi à toute réquisition.

Le hasard, qui est souvent un instrument indispensable dans beaucoup d'études, nous a favorisé.

Vous vous rappelez sans doute que, en 1881, comme secrétaire perpétuel de la Société de statistique de Marseille, nous eûmes à faire un rapport sur la *laiterie des familles* qui, à cette époque, obtint une récompense, cet établissement appartenait à M. Bonhomme qui le dirigeait lui-même : c'est l'un de ces bergers connaissant les animaux non-seulement pour les avoir étudiés pratiquement, depuis son enfance, dans maintes localités d'élevage, mais étant persuadé qu'avec des études spéciales l'on peut parvenir à donner au public de bons produits tout en les mettant à la portée de toutes les bourses.

Depuis l'année 1884, nous n'avons cessé d'étudier journellement le lait sortant de la bergerie primée, observant les avantages ou les inconvénients de telle ou telle nourriture et trouvant le plus souvent, sans sortir de notre cabinet d'études, la cause de maint et maint accidents qui survenaient.

Personne de plus étonné que notre berger, lorsque nous lui démontrions *de visu et gustu*, que tel fourrage ou telle autre nourriture était la cause des défauts du lait.

L'une des grandes difficultés qui se présente pour obtenir des laits de bonne qualité, c'est l'obligation pour les vaches de sortir des étables quelque temps qu'il fasse, pendant plusieurs heures de la journée, pour qu'elles puissent prendre leurs ébats; ébats indispensables à leur santé et à la confection du lait de bonne qualité.

Nous parlons seulement des laits employés pour la nourriture des enfants à la mamelle ou que l'on donne aux malades, car, considéré au point de vue de la laiterie, l'on peut faire infraction aux règles que nous avons posées et si l'on obtient des produits de moindre qualité, ils n'en sont pas moins alimentaires, parce que dans les conditions de fermentation ou autres auxquels les laits sont soumis pour se transformer, les germes de maladie des animaux transmissibles à l'homme et les micro-organismes de toute sorte sont détruits, au moins en grande partie.

Ne vous est-il jamais arrivé de visiter des étables à vache soit à Marseille ou maints autres lieux et de vous étonner des odeurs des résidus fournis par ces animaux? Tantôt vous avez eu des odeurs infectes dues, soit à l'alimentation par les tourteaux, la drèche, les feuilles d'olivier, des fourrages fermentés et maints autres aliments qu'il serait trop long d'énumérer; par contre, vous avez trouvé des vacheries dans lesquelles l'on sent une odeur musquée agréable.

Quelques-uns sont d'avis que les différences que nous venons de signaler dans les étables, au point de vue des odeurs, sont dues aux différentes races de vaches, si quelques-uns de ces animaux ont plus particulièrement une odeur de musc, il n'en est pas moins prouvé que toutes les vaches, lorsqu'elles ont une nourriture appropriée, des fourrages de bonne qualité, une alimentation sagement mesurée et la permission de prendre leurs ébats en dehors de l'étable et en liberté, fournissent des résidus de digestion à peu près identiques et sans mauvaise odeur; il est bien entendu que la litière est pour quelque chose dans ce dernier résultat.

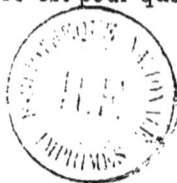

Nous venons de prononcer le nom de litière, peu de personnes se préoccupent de la former d'une manière convenable, sans vouloir obliger à la faire complètement en paille, ce qui est le meilleur, à la condition que la paille soit d'excellente qualité, nous devons, toutefois, écarter de la litière, pour les vaches destinées à fournir leur produit aux enfants et aux malades, maintes substances qui, quoique en très petite quantité, changent complètement la valeur du lait.

Un jour, nous avons trouvé dans le lait soumis à nos études, un goût tout à fait particulier et nous affirmâmes, malgré les dénégations du berger, que l'on avait mêlé dans la couche des feuilles de pin ou autres plantes résineuses, ce qui avait procuré au lait une saveur tout à fait spéciale, après enquête faite et un minutieux examen de la couche sur laquelle reposait les vaches, il fut démontré que quelques feuilles de pin vert et plantes de mauvaise qualité se trouvaient dans la litière, nous avions appris cela en étudiant le lait à plusieurs kilomètres de la vacherie.

Il est aisé d'expliquer le fait ci-dessus mentionné. La vache pour faire sa digestion doit se coucher et ruminer, cette fonction est indispensable pour faire du bon lait, c'est là précisément l'écueil des nourritures composées de tourteaux, drèches, son, etc., etc., ces substances ne peuvent remonter dans le *bonnet*, (1) celles qui y parviennent sont retenues par le *feuillet* et, dans le cas contraire, arrivent au troisième estomac, la *caillette*, dans des conditions qui déterminent à la longue la mort de l'animal. Pendant que les vaches ruminent couchées sur la litière, il leur prend souvent fantaisie de grapiller de-ci de-là des bribes qui se trouvent sur leur couche, ce qui prouve la nécessité de leur donner une bonne litière, car, si l'on n'a pas eu le soin d'en éliminer toute substance de mauvaise qualité, la vache peut les absorber et quoique en petite quantité, elles ont action sur le lait.

Les vaches éliminent par les urines différentes substances, provenant d'une mauvaise nourriture, qui donnent à ce résidu des odeurs infectes. Si ces animaux sont renfermés dans un endroit peu aéré, si on les prive de sortir à l'air libre un certain temps, les vaches s'imprègnent de ces odeurs et produisent dès laits qui, quoique la vache soit sensé en bonne santé, peuvent

_____

(1) Le bonnet est un second estomac des ruminants dans lequel les aliments qui ont été engloutis dans le premier estomac, appelé *panse* ou *herbier*, remontent dans la bouche pour subir la rumination, l'animal qui ne peut remplir cette fonction par une cause quelconque est voué à la mort.

déterminer des accidents et même des maladies, surtout chez les enfants et les convalescents.

Passons sous silence maintes plantes qui sont la cause des mauvais fourrages, relatons cependant que, d'après des études faites sur les foins, ceux qui ont été trop tôt soumis à la pression et ceux provenant des prairies recevant des engrais chimiques ont des graves inconvénients; il y a là toute une série d'études, dignes de fixer l'attention des savants.

Chacun sait qu'il existe une grande différence entre les foins récoltés dans les pays de plaine, lés montagnes et diverses qualités de terrain, mais il est prouvé que dans une localité aussi bien placée sous tous les points de vue que le département des Bouches-du-Rhône, l'on pourrait obtenir des laits exquis. à la condition de faire venir certains fourrages de leur lieu de production, ayant le soin de les mélanger dans certaines proportions avec ceux récoltés sur place, mais la condition *sine qua non* de réussite est de laisser à l'air libre pendant un certain temps les vaches laitières.

Nous sortirions du cercle que nous nous sommes tracé si nous vous entretenions de toutes les expériences que nous avons faites sur les fourrages et autres nourritures, les laits que nous avons obtenus, et mille détails inutiles à relater, toutefois nous ne pouvons passer sous silence quelques études que nous résumerons en aussi peu de mots que possible et qui, nous le pensons, pourront être de quelque utilité à nos confrères.

Des praticiens sont d'avis que l'on doit donner aux enfants et aux convalescents du lait sortant du pis de la vache, quel que soit le moment de la traite, c'est une grande erreur contre laquelle nous ne saurions trop nous élever.

Il résulte d'études, mainte et mainte fois renouvelées, que le premier lait tiré de la vache contient des globules denses, si on l'examine au microscope ou au *pioskop* (1), l'on y trouve que, la quantité de globules du lait complet, sont en assez grande abondance et qu'il existe une certaine proportion entre les globules et la quantite du petit lait, le goût est aussi différent de celui des autres traites.

Le lait obtenu au milieu de la traite est plus faible, la proportion de petit lait beaucoup plus grande, les globules de lait

(1) *Pioskop*. — Cet instrument, très en usage en Suisse, en Saxe et en Allemagne, sert à donner des indications sur la valeur du lait, nous l'avons présenté au Comité dans l'une de ses séances et chacun a pu se rendre compte de son utilité, mais, tout en donnant certaines indications, il faut se méfier de trop élargir le cercle de son action.

sont de grosseur moyenne et quelques-uns petits, la proportion de beurre est beaucoup moins forte.

Nous sommes arrivé au dernier tiers de la traite, ce lait est très riche en globules parfaitement confectionnés, la quantité de beurre est beaucoup plus grande, c'est le meilleur et le plus nourrissant des laits.

Il résulte du simple exposé que nous venons de faire les règles suivantes : l'on peut chez certains malades ordonner du lait de première, deuxième et troisième traite, mais lorsqu'il s'agit de l'alimentation des enfants au biberon il est urgent de mêler le lait dès trois traites, parce que l'on obtient ainsi des laits identiques et à leur état de perfection.

Nous avons expérimenté sur les veaux les différentes qualités de laits obtenus par telle ou telle alimentation de la mère, il résulte de ces études que : les veaux nourris avec du lait fourni par des tourteaux ou autres substances huileuses additionnant les fourrages, sont atteints d'engorgements scrofuleux dans toutes les articulations ; nous avons vu un animal nourri à la soupe et au lait sus-indiqué, parvenir à un tel degré qu'il lui était presque impossible de se relever sur ses pattes, nous l'avons guéri en peu de mois par l'emploi du lait fourni par une vache qui prenait du fer.

Cet exemple est très remarquable. il prouve que dans maintes circonstances, l'on pourrait amoindrir considérablement l'état des enfants scrofuleux, dans les cas où on ne pourrait les guérir, en leur faisant prendre du lait de vache contenant du fer, d'autres substances médicamenteuses peuvent entrer dans la confection des laits de vache et leur donner des qualités tout-à-fait spéciales.

Nombre d'études que nous avons faites sur les veaux, prouvent que l'on peut produire chez ces animaux par des lactations différentes, des maladies correspondant parfaitement à celles des enfants, nourris par de mauvais laits, provenant de nourrices qui ne sont pas dans des conditions hygiéniques convenables. Nous ne saurions trop engager à se servir de certains laits au biberon, dans les cas où les pères et mères sont sous le coup de diverses maladies héréditaires.

Nous réservons pour la seconde partie de ce travail les études sur les laits médicinaux.

Excusez la longueur de cette étude, mais nous sommes persuadés, avec l'illustre Dumas de l'Institut, que : « La science pure a contracté en ce siècle avec la pratique agricole une alliance étroite et définitive dont on peut se promettre les meilleures conséquences. »

II

Études sur les laits médicamenteux.

Les plus grandes choses n'ont besoin
que d'être dites simplement ; elles se
gâtent par l'emphase.

LA BRUYÈRE.

Nous vous avons entretenus, dans l'une des dernières séances de la Commission Scientifique, des moyens d'obtenir des laits de première qualité, et nous vous avons montré des laits médicamenteux ; ce sont ceux que nous allons étudier; espérant vous prouver que : grâce à la science moderne et à des études persévérantes, nous sommes parvenu à obtenir des laits qui, nous en sommes assuré, rendront les plus grands services aux enfants et aux malades.

Pour arriver au but que nous désirons atteindre, nous avons étudié les laits depuis nombre d'années ; après avoir été le premier à constater l'utilité des études miscroscopiques du lait par M. Donné, nous avons continué ses travaux ; un aperçu de ces études se trouve consigné dans l'article que nous publiâmes en 1846,(journal *La Clinique de Marseille*), sur *l'allaitement des enfants en bas âge* ; plus tard nous fîmes nous-mêmes des expériences sur le lait de chèvre ; ces études furent publiées dans une brochure promptement épuisée.

Il nous restait à faire des expériences sur les vaches, c'était difficile, car il nous était impossible d'être toujours à l'étable pour nous assurer que nos prescriptions étaient exactement remplies.

Lorsque M. Bonhomme, propriétaire de la laiterie de famille lauréat du concours de la Société de statistique de Marseille, voulut bien nous offrir sa collaboration, nous nous sommes décidé à entreprendre les études dont nous allons vous donner un léger aperçu.

Tous les praticiens savent que les laits diffèrent selon la nourriture des animaux; les études microscopiques ont prouvé que le lait est composé de globules sphériques, ou autres, d'autant plus abondantes que celui-ci est plus riche en parties solides, mais peu ont étudié la composition intime des globules, travaux qui ouvrent un nouveau champ à l'étude complète du lait et aux moyens d'expliquer son action dans l'organisme vivant.

Dès que nous fûmes parvenus, il y a quelques années à la confection d'un lait de vache identique dans toute la bergerie, ou à peu près, car les variations de 1,025 à 1,033, se trouvent dans la densité du lait, nous avons entrepris d'obtenir des laits médicamenteux.

Pour nous rendre complètement compte des résultats obtenus, nous recevons journellement du lait ordinaire de la vacherie et celui des vaches soumises à nos études, chacun de ces laits est enfermé dans des tubes à expérience bouchés, l'on observe journellement le changement obtenu dans le contenu des tubes, nous les notons avec soin.

D'autres part, dès l'arrivée du lait et au moment où nous le plaçons dans les tubes à expérience, nous le soumettons à l'action du papier de tournesol; nous plaçons sous vos yeux ces études qui sont complétées par les résultats obtenus par le papier tournesol après un certain temps de séjour du lait dans le tube, durée qui est exactement indiquée par le tableau qui comporte ces échantillons des papiers.

D'autre part, nous examinons au microscope, et nous avons soin de prendre chaque jour deux échantillons de lait; l'un est immédiatement enfermé dans des lamelles de verre hermétiquement scellées, l'autre est placé sur une cellule pleine d'eau pendant un temps déterminé, renfermé dans une boîte toute en verre puis clos entre deux lamelles. Ces études nous entraîneraient trop loin si nous voulions vous en donner même un léger aperçu, car nous possédons plus de mille échantillons.

Nous avons eu le soin de noter jour par jour les résultats obtenus par le *pioskop*, qui donne des indications que l'on ne doit pas négliger, car, appliqué au *lait de femme*, cet instrument est très utile et il nous a souvent prouvé que telle ou telle nourrice était dans l'impossibilité matérielle de donner un lait convenable à son nourrisson.

LAIT. — Etudions au préalable le *lait naturel*.

Si nous mettons en contact sous le microscope le lait obtenu de nos vaches, avec de la *fuschine sans arsenic*, les globules ne changent pas de couleur, mais nous trouvons deux espèces de sels dans le lait; l'un d'eux est incolore tandis que l'autre se colore en violet.

Le même lait soumis au contact de l'*hematosyline*, nous présente, dans les mêmes conditions, la désagrégation d'une partie des globules, qui se bordent d'une couleur violette, l'on observe dans les globules une ponctuation de couleur foncée.

Nous ne poursuivrons pas d'avantage ces observations, nous les notons dans cette étude pour vous prouver que nos travaux sur les laits ont été faits aussi consciencieusement que possible.

Lait Cresson. — C'est le 13 mars que nous avons commencé cette étude, nous l'avons continuée journellement jusqu'aux premiers jours du mois de juin, à cette époque, le cresson étant en fleur, le lait était devenu complètement immangeable par le goût âcre qu'il avait contracté.

La vache soumise à cette épreuve a toujours pris la même quantité de cresson.

Dès le principe, le lait a contracté un goût salpétré et légèrement âpre. Les globules vues au microscope sont égaux, mais l'on observe une grande quantité de sels végétaux les uns en forme de bâtonnets, les autres arrondis.

Observons que le 28 mars, les globules se désagrègent, que l'on trouve des arborisations spéciales de couleur jaunâtre; le 6 avril, les globules se désagrègent plus facilement formant une mare de sérum dans laquelle se trouvent des globules entiers, et que, le 9 avril, le goût de vache et de cresson était tout à fait spécial, la désagrégation des globules très-remarquable.

Pendant toute la période d'observation le *pioskop* s'est maintenu à *crème*, sauf un jour où il est descendu à *très-riche*.

Le lait placé journellement dans les *tubes*, nous a fourni une moyenne de crème d'une hauteur de un centimètre vingt-cinq millimètres dans la majorité des cas et douze fois un centimètre.

Nous avons obtenu 22 fois la séparation de la crème et du sérum et 4 fois par une raie à peine perceptible. Nous avons constaté 24 fois l'adhérence complète de la *crème* et du *caséum*; et 6 fois la séparation du *sérum* et de la *caséine* dans diverses parties du tube.

Le veau nourri par le lait au *cresson* est beaucoup plus gras que ses congénères, les observations faites chez les personnes atteintes de diverses maladies demandant l'emploi du cresson, nous ont prouvé que ce lait leur a été très-utile; l'on peut mêler le lait avec le café, mais il est bien préférable de prendre à part la quantité nécessaire qui varie selon les constitutions.

Lait d'Asperge. — Nous avons choisi le mois d'avril pour ce lait; la vache joignait tous les jours à sa nourriture appropriée la même quantité d'asperges.

L'aspect du lait est à peu près identique à celui du lait ordinaire, sa saveur est âpre, il laisse sur les lèvres une sensation spéciale styptique et âpre, il communique aux urines une légère odeur d'asperge.

Nous trouvons à l'observation microscopique, que les globules sont plus gros que ceux du lait ordinaire, ils en diffèrent par leur forme, les sels que l'on y observe ont une contexture spéciale.

Traité par la *fuschine sans arsenic*, les globules du lait prennent une teinte légèrement violacée, l'on trouve des sels blancs et violet.

Soumis à l'*ématosyline*, les globules du lait se bordent en violet et il se forme des paquets de cristallisations couleur violette.

Le *pioskop*, pendant la durée de nos observations, nous a marqué *crème* dans la majorité des cas et deux fois *très-riche*.

Dans nos tubes à expériences, la hauteur moyenne de la crème a été de un centimètre et trois fois de 1 centimètre 5 millimètres. Dans la majorité des cas, nous avons trouvé dans divers endroits des tubes, parmi le caséum, des points de séparation du sérum, tandis que la crème adhérait au caséum, il y a eu séparation une seule fois.

Le lait que nous venons d'étudier convient aux personnes qui ont eu des maladies dans lesquelles l'asperge rend de grands services, son seul inconvénient est de ne pouvoir s'obtenir pendant toute l'année.

LAIT DE CAROTTES. — Soumis au microscope le lait de carottes diffère des précédents, par les globules qui sont beaucoup plus gros et doubles, nageant dans une certaine quantité de sérum, ils sont inégaux et de grosseurs différentes.

Le lait dont nous nous entretenons, soumis à l'*hématosyline* montre des sels incolores, mais entourés d'un lymbe violacé, d'autres agglomérations sont tout fait violettes, chaque globule du lait est entouré d'une couleur violacée; traité par la *fuchsine sans arsenic*, chaque globule se borde d'une couleur plus foncée et l'on y trouve très-peu de sels colorés en violet.

Dans le lait de carottes, la crème monte beaucoup plus vite que dans les autres; l'on observe dans les tubes à expériences au-dessus du niveau de la crème et contre le verre, une espèce de frange jaune-rougeâtre.

L'on peut comparer la saveur de ce lait à celle de l'artichaut cru, qui laisse sur les lèvres une âpreté spéciale.

Nous avions pensé que la saveur ci-desus indiquée était due à ce que, dans la quantité de carottes données à l'animal, il pouvait s'en trouver quelques-unes sur le point de monter en graine, ou à la qualité des carottes, soit au sol dans lequel elles ont été récoltées ; le goût persistant toujours, nous pensons qu'il est spécial à ce végétal.

Le *pioskop* à marqué crême pendant tout le temps de nos observations, sauf six fois ou il a donné très-riche.

Dans les tubes à expérience, la hauteur moyenne de la crême a été de un centimètre deux millimètres ; la raie de sérum entre la crême et la caséine s'est reproduite pendant juste la moitié des observations ; l'autre nous a présenté la caséine parsemée de points contenant du sérum, nous n'avons jamais observé l'adhérence de la crême avec le lait.

Nous avons obtenu d'excellents résultats du lait de carottes chez les personnes nerveuses atteintes de tympanite, les gaz ont été rendus avec abondance. il s'en est suivi un soulagement immédiat qui s'est terminé par la guérison. Ce lait est utile dans maintes maladies, c'est un dépuratif puissant qui a l'avantage de pouvoir se prendre toute l'année.

Si nous n'avions craint de lasser votre bienveillante attention nous vous aurions entrenus des *laits ferrugineux*, qui sont de la plus haute importance. de ceux à l'*arsenic* et de tous autres dont nous vous parlerons dans une nouvelle étude.

Nous sommes d'avis que, dès aujourd'hui, les laits médicammenteux doivent entrer dans la pratique. Observons que la partie transportée dans le lait est la quintescence des plantes et des médicaments obtenu par la digestion stomacale des animaux ; le lait a ce grand avantage de pouvoir être employé pour la reconstitution des enfants qui viennent au monde avec maintes maladies transmises par les parents directs ou leurs ascendants.

L'élevage au biberon, que nous prêchons depuis près d'un demi-siècle, est chose jugée ; nous pensons qu'il y a peu de praticiens qui, l'ayant essayé convenablement, n'en ait reconnu les bons effets.

Nous faisons passer sous vos yeux notre album des différents laits soumis au papier de tournesol, soit sortant du pis de la vache, soit au moment où nous l'avons reçu à domicile, ou lorsque nous avons vidés les tubes à expériences ; vous y remarquerez quelques différences à l'œil nu, d'autres sont appréciables seulement à la loupe. Nous pensons que pour le moment il est inutile de nous appesantir sur ces travaux.

Vous nous excuserez si nous avons abusé de votre bienveillante attention, mais vous nous accorderez que « le travail est le lien fraternel qui unit tous les hommes ; c'est une noble loi et tous ceux qui respectent leur vie s'y soumettent noblement, car elle ne vient pas des hommes, mais de Dieu. »

Cette pensée résume en peu de mots l'esprit du Comité médical des Bouches-du-Rhône.

Depuis les communications faites au Comité Médical, nous avons poursuivis nos études sur les *laits rafraichissants* qui nous ont rendu de grands services chez les enfants et dans les maladies de l'estomac et des intestins.

Inutile de dire combien l'on peut tirer parti des laits *anti-scorbutiques* et *dépuratifs*.

Citer des laits *ferrugineux* c'est indiquer toute une classe de maladies générales, que nous avons vu céder au lait, tandis que l'estomac des malades ne pouvait supporter aucune autre préparation ferrugineuse, c'est surtout pour les enfants que nous recommandons ce mode d'administration des ferrugineux.

Les laits *iodurées* sont utiles dans maintes maladies, ceux qui sont *bromurés* et *bi-carbonatés* produisent de bons effets dans les maladies de l'estomac et du foie ; les *sulfureux et arsénicaux* sont spéciaux pour les maladies de la peau et de la poitrine.

De même que par la distillation nous obtenons l'esprit de vin ou autres produits utiles ou nouveaux, le passage dans le tube digestif des animaux lactifères des végétaux et minéraux détermine des substances nouvelles et assimilables qui, bien utilisées par le médecin, ne peut se remplacer par aucun produit, c'est un véritable arsenal pharmaceutique nouveau qui, nous l'espérons, prendra le développement qui est dû à des études pratiques.

Nous croyons devoir publier les notes ci-dessus parce que nous sommes persuadés, comme le dit un auteur du XVIIe siècle, que : « dès qu'il s'agit de rendre service, il faut « songer que la vie est courte, et qu'il n'y a pas un moment « à perdre. »

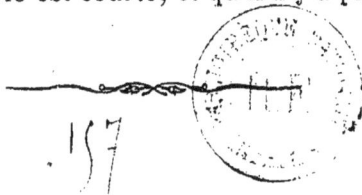
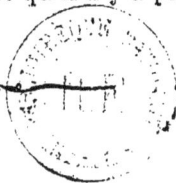